Asfixia Perinatal e Encefalopatia Hipóxico Isquêmica Neonatal: Diagnóstico e Tratamento com Hipotermia Terapêutica

Asfixia Perinatal e Encefalopatia Hipóxico Isquêmica Neonatal: Diagnóstico e Tratamento com Hipotermia Terapêutica

José Maria Rodriguez Perez
Fernanda Rodrigues Perez
Tatiana Cavalcanti Coutinho

Sarvier, 1ª edição, 2019

Impressão/Acabamento
Parque Gráfico da FTD Educação

sarvier

Sarvier Editora de Livros Médicos Ltda.
Rua dos Chanés 320 – Indianópolis
04087-031 – São Paulo – Brasil
Telefone (11) 5093-6966
sarvier@sarvier.com.br
www.sarvier.com.br

Dados Internacionais de Catalogação na Publicação (CIP)
(Câmara Brasileira do Livro, SP, Brasil)

Perez, José Maria Rodriguez
Asfixia perinatal e encefalopatia hipóxico isquêmica neonatal : diagnóstico e tratamento com hipotermia terapêutica / José Maria Rodriguez Perez, Fernanda Rodrigues Perez, Tatiana Cavalcanti Coutinho. -- São Paulo : SARVIER, 2019.

Bibliografia.
ISBN 978-85-7378-265-3

1. Asfixia perinatal 2. Cérebro – Doenças 3. Diagnóstico e tratamento 4. Encefalopatia hipóxico isquêmica 5. Hipotermia terapêutica 6. Neonatologia 7. Perinatologia 8. Recém-nascidos I. Perez, Fernanda Rodrigues. II. Coutinho, Tatiana Cavalcanti. III. Título.

CDD-618.9201
18-22934 NLM-WS 420

Índices para catálogo sistemático:

1. Asfixia perinatal e encefalopatia hipóxico isquêmica neonatal : Medicina 618.9201

Cibele Maria Dias – Bibliotecária – CRB-8/9427

Asfixia Perinatal e Encefalopatia Hipóxico Isquêmica Neonatal: Diagnóstico e Tratamento com Hipotermia Terapêutica

AUTORES

José Maria Rodriguez Perez

Pediatra. Neonatologista Coordenador do Centro Internacional de Neurodesenvolvimento Neonatal (CINN). Ex-Conselheiro, Ex-Secretário e 1º Brasileiro Membro Titular da Sociedade Ibero Americana de Neonatologia (SIBEN) desde 2004. Professor de Neonatologia Convidado da Universidade Maimonides (Buenos Aires) entre 2013 e 2016.

Fernanda Rodrigues Perez

Residente de Pediatria da Secretária Municipal de Saúde de São Paulo.

Tatiana Cavalcanti Coutinho

Enfermeira Obstétrica e Neonatal.

sarvier

Dedicatória

Esta obra é dedicada a todos os recém-nascidos, particularmente aos nascidos em países pobres e/ou em desenvolvimento, e suas famílias que conviveram ou convivem com esta enfermidade e suas sequelas, situação tal que considero uma tragédia pessoal, familiar e social. Que com esta obra eu possa, de alguma forma, amenizar o sofrimento de tantos "Brunos", "Enzos" e "Julias" e suas famílias pelo mundo.

Agradecimentos

Em primeiro lugar agradeço a minha esposa Tatiana, pelo compartilhamento da caminhada nos últimos 27 anos; sem ela nada disso seria possível.

Aos meus queridos e saudosos pais Antônio Rodriguez e Maria Dolores Rodriguez, que tanto lutaram para viver e educar seus filhos em um pais estranho, dando-lhes um exemplo de vida.

Aos meus irmãos, de vocações tão diferentes, mas sempre carregando os princípios aprendidos com meus pais.

Aos meus filhos que apesar de todas as dificuldades, me dão a alegria de vê-los florescendo em suas vidas; e aos meus queridos netos Ana Clara e Pietro desejando que tenham uma vida cheia de luz.

Por último e não menos importantes aos meus mestres formais e informais, e a todos eu simbolizo na figura do grande médico, mestre e amigo Prof. Dr. NAVANTINO ALVES FILHO; com quem aprendi muito sobre a medicina e a vida.

Sumário

Introdução

A asfixia perinatal e a encefalopatia hipóxico isquêmica são acometimentos ao feto e ao recém-nascido com diagnóstico de longa data, entretanto os seus desdobramentos, complicações e manifestações clínicas muitas vezes graves, como a paralisia cerebral, até cerca de 10 anos atrás pouco poderiam ser tratadas, visto que esta era uma doença considerada órfã de tratamento até aquela data. Com o avanço do arsenal terapêutico isto muda de uma forma importante, ainda que esta realidade não esteja disseminada de uma maneira homogênea por todo o mundo.

Esta publicação tem o intuito de ajudar a que profissionais de saúde e governantes do mundo em desenvolvimento, consigam diminuir a distância que nos separa dos países desenvolvidos, e com isso possamos oferecer um melhor diagnóstico, prognóstico e uma melhor terapêutica aos nossos recém-nascidos, oferecendo melhor qualidade de vida aos nossos pacientes e uma maior conforto espiritual a suas famílias.

CAPÍTULO 1

Definição de Asfixia Perinatal e Encefalopatia Hipóxico Isquêmica Neonatal; Incidência da Asfixia Perinatal nos Países Desenvolvidos e Países Pobres e/ou em Desenvolvimento e no Brasil

O termo asfixia perinatal pode ser definido como uma condição que compromete a troca gasosa, levando a uma progressiva hipóxia, hipercapnia e acidose, que varia de grau dependendo da duração desta interrupção (*American Congress Obstetrics and Gynecology* – ACOG); a sua principal complicação, e mais dramática, é a Encefalopatia hipóxico isquêmica (EHI).

A EHI é definida como um quadro neurológico do Recém-nascido (nível de consciência alterado), com dados objetivos que indicam um insulto hipóxico-isquêmico.

No tocante a incidência dessas patologias o que observamos são realidades muito distantes entre os países ricos e os países pobres e/ou em desenvolvimento; nos primeiros a incidência varia entre 1 a 2 recém-nascidos para cada 1000 nascidos vivos, já nos países pobres e/ou em desenvolvimento a incidência exata é desconhecida por vários fatores como descritos por Perez[1],como a dificuldade que as equipes de saúde encontram em avaliar neurologicamente os recém-nascidos, ou a crença que somente a recuperação do Apgar < 3 ou 4 no 5' e/ou 10' e suficiente e necessário para afastar o diagnóstico da EHI; é prevalente o total despreparo das equipes de saúde no uso de escores neurológicos para o recém-nascido ou a total ausência do seu uso em alguns centros. Tomando como exemplo o Brasil sabemos que diariamente morrem no nosso pais entre 13-15 recém-nascidos por encefalopatia hipóxico isquêmica grave[2], mas não temos a menor ideia de quantos sobrevivem com ou sem sequela desta patologia; entretanto existe uma estimativa de incidência, subdimensionada ao nosso ver, de 10-20 recém-nascidos para cada 1.000 nascidos vivos.

CAPÍTULO 2

Importância da História Obstétrica e História Clínica Neonatal e Exame Físico Neonatal Compatível com o Diagnóstico de Encefalopatia Hipóxico Isquêmica

Atentar-se a história obstétrica materna com a identificação de um insulto hipóxico isquêmico (ex. prolapso de cordão umbilical, rotura uterina), associado a presença de um Apgar baixo, pH do cordão umbilical com acidose ≤ 7,1, nos induz ao diagnóstico da EHI, entretanto é fundamental um bom exame clínico neurológico do recém-nascido para que este diagnóstico seja confirmado.

No sentido de sistematizar esta avaliação neurológica do recém-nascido foram criados vários escores neurológicos para recém-nascido; existindo hoje disponíveis os escores de Sarnat e Sarnat[3], Thompson[4], Garcia-Alix[5] e outros. Nenhum destes pode ser aplicado desde os primeiros minutos de vida, sendo alguns complexos e/ou utilizam exames subsidiários.

Ao nosso ver é fundamental termos um escore neurológico somente com aspectos clínicos que possa ser iniciado assim que terminemos de pontuar o Apgar; sendo assim desenvolvemos o escore neurológico SIBEN[6] apresentado a seguir na figura 1.

FIGURA 1

EHI	N. Consc.	Atividade	Post.	Tôn.	Sucção	Moro	Pupilas	F. card.	Resp.	Convul.	Pontos
Leve	Hiperalerta	Normal	Leve flexão distal	Normal	Fraca	Forte	Midriase	Taquic.	Espont.	Ausente	
Moderada	Letargia	Diminuida	Flexão distal acentuada	Hipotonia	Fraca ou ausente	Fraco	Miose	Bradic.	Periód.	Frequentes	
Grave	Esturpor/ coma	Ausente	Descerebração	Flacidez	Ausente	Ausente	Desviada/ n. reativa	Variável	Apnéia	Pouco frequentes	

Esta escala avalia dez aspectos clínicos e é muito simples de se realizar; como a EHI tem sido classificada previamente em leve, moderada ou grave, cada item avaliado varia de acordo com o grau de severidade; por exemplo se a atividade espontânea está ausente, o item correspondente se encontra na EHI grave (Figura 1). A cada item que corresponda a um nível do escore SIBEN, será dado um ponto, considerando-se fortemente suspeito o diagnóstico de EHI em um determinado nível, na presença de três pontos ou mais. No caso de encontrarmos itens em diferentes níveis, predominara o nível com mais itens encontrados. Por exemplo se encontramos em um recém-nascido com uma história de um insulto hipóxico isquêmico, uma alteração leve do nível de consciência, como estar hiperalerta, e alteração de postura com leve flexão distal e sucção fraca, poderíamos enquadrar este recém-nascido como apresentando uma EHI leve, entretanto se apresenta associadamente convulsões, bradicardia, hipotonia e reflexo de Moro fraco, temos um caso em que predominam sinais de EHI moderada sobre o quadro leve, devendo ser este o diagnostico estabelecido. Em resumo, predominara o diagnóstico de EHI leve, moderada ou grave, de acordo com o maior número de itens (sempre acima de três) encontrados no nível correspondente.

Este escore neurológico SIBEN é por nos utilizado para todos os recém-nascidos que tenham um Apgar ≤ 7 seja no primeiro, quinto ou décimo minuto, e nós o iniciamos já na sala de parto assim que terminamos de pontuar o Apgar. Quando o diagnóstico é feito o mais precoce possível, vai nós orientar a terapêutica e pode levar-nos a um desfecho mais favorável do caso clínico.

Diferentemente dos outros escores neurológicos, neste escore nós nos baseamos apenas em critérios clínicos para a pontuação, o que facilita sobremaneira o acompanhamento clínico e ao nosso ver, o diagnóstico precoce ou a suspeita diagnostica precoce da EHI. Em muitos centros com alta taxa de natalidade, não estão disponíveis a pronta avaliação de um neurologista pediátrico com experiência em neonatologia, a possibilidade de um E.E.G de amplitude integrada ou um EEG convencional precoce, uma ressonância magnética muito precoce e exames laboratoriais (gasometria de cordão umbilical, CPK, DHL e outros) nas primeiras horas de vida ou mesmo a seguir, principalmente em países pobres ou em desenvolvimento.

Outra clara vantagem deste escore, diferente dos outros escores citados, é a possibilidade do seu uso desde a sala de parto; há uma frase lapidar na Encefalopatia Hipóxico Isquêmica que é "**TEMPO É CERÉBRO**", estudos em animais demonstraram que 1 hora de hipotermia terapêutica iniciada logo após o insulto hipóxico isquêmico diminui a morte e a apoptose neuronal; pensando desta forma se dispusermos de ferramentas de diagnóstico desde a sala de parto (como o ESCORE SIBEN) e equipamentos que forneçam hipotermia terapêutica desde a sala de parto (como a UNIDADE NEONATAL DE FLUXO LAMINAR) teremos uma grande vantagem inicial no tratamento destes pacientes.

Para a implementação deste escore clínico e importante treinarmos muito bem as equipes médicas e paramédicas para sua execução; além de imprimirmos e distribuirmos uma cópia do escore a todos os membros da equipe, e afixarmos em todos os setores da unidade de neonatologia.

Para a utilização da unidade neonatal de fluxo laminar é recomendável que conheçamos bem os seus conceitos, muito distintos tantos das incubadoras como os berços de calor radiante, somente desta maneira poderemos ter bons resultados com sua utilização.

Procurando facilitar o manejo do recém-nascido suspeito e/ou com diagnóstico de EHI, criamos uma proposta de algoritmo para encaminhar o manejo do recém-nascido desde a sala de parto em diferentes situações clinicas, que apresentamos na Figura 2.

Obviamente a necessidade de reanimação com ou sem massagem cardíaca, a necessidade de acesso a vasos cen-

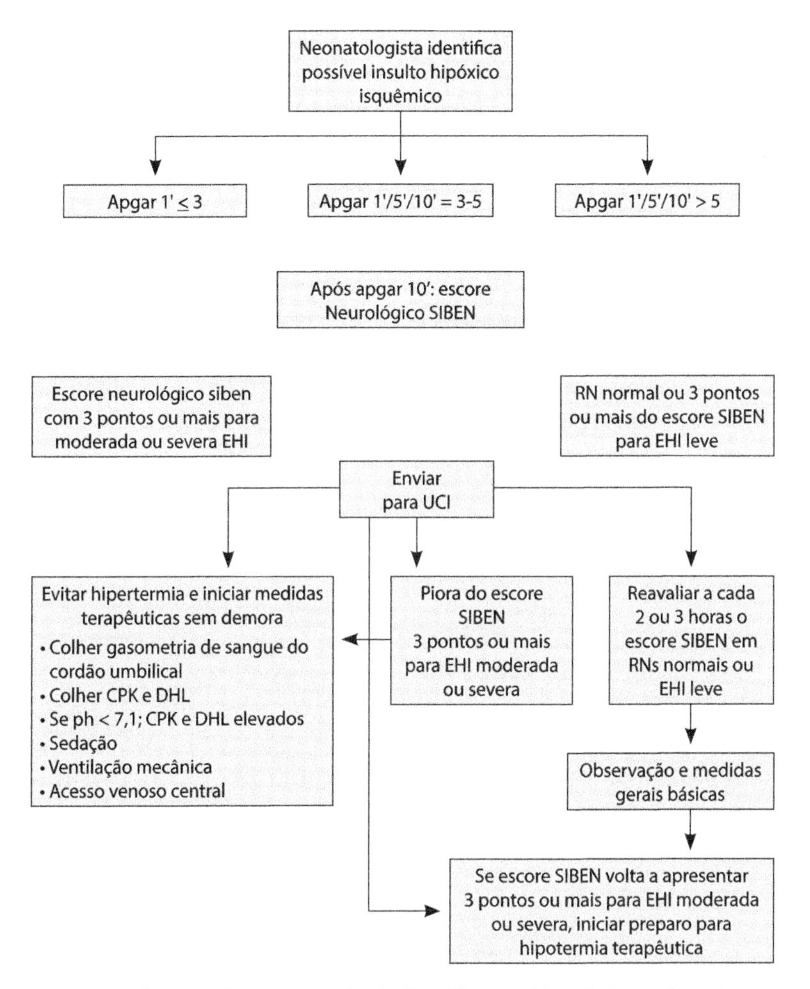

FIGURA 2 Algoritmo do Manejo de Recém-Nascidos com Diagnóstico ou Suspeita Diagnóstica de EHI.

trais, ventilação mecânica e drogas, serão feitos de acordo as condições gerais do recém-nascido e segundo os protocolos utilizados, assim como o oferecimento de cuidados básicos gerais que requeira o recém-nascido. O pH e/ou o excesso de base obtidos no sangue do cordão ou precocemente depois do nascimento pode ser útil, mas nem sempre estão disponíveis; um pH < 7,1 e/ou BE > –14 tem um aceitável valor preditivo positivo, no entanto não são patognômonicos da EHI. Um pH e/ou BE perto do normal não tem valor preditivo negativo. Portanto se o escore clínico demonstra gravidade moderada ou severa, isto não deve ser ignorado mesmo com um pH > 7,1; da mesma forma a dosagem de CPK e DHL não tem valor prognóstico significativo e não são úteis, isoladamente, para uma decisão terapêutica, além do que os resultados laboratoriais de enzimas podem não estar disponíveis ou demorarem várias horas para obtenção dos seus resultados.

CAPÍTULO 3

Tratamento Convencional

Definir claramente qual o recém-nascido que desenvolve encefalopatia hipóxico isquêmica após um insulto hipóxico isquêmico, e todavia qual é o grau desta encefalopatia não é tarefa tão simples, especialmente nos casos de encefalopatia hipóxico isquêmica moderada ou leve. Quando definimos que temos um recém-nascido com encefalopatia hipóxico isquêmica, mas todavia não conseguimos gradua-la (leve, moderada ou grave), a primeira providência que podemos tomar é não aquecer mais este recém-nascido; hoje sabemos que a hipertermia na fase primaria da encefalopatia hipóxico isquêmica é muito danosa para os neurônios, podendo incrementar a apoptose neuronal; ou seja se este recém-nascido está na sala de parto e estamos usando um berço de calor radiante devemos desliga-lo prontamente, se o recém-nascido está na sala de parto com uma unidade neonatal de fluxo laminar devemos mudar o termômetro de pele para o termômetro retal e induzir uma temperatura central entre 33-34°C; não existindo razão para um retardo do início do tratamento. Estando com o diagnóstico de encefalopatia hipóxico isquêmica moderada ou grave (este diagnóstico é eminentemente clínico, ainda que possamos contar com a ajuda de exames como DHL, CPK, aEEG ou exames de imagem como RM), está claro que a terapia a ser escolhida é a Hipotermia terapêutica, recordando a necessidade de fazer-se esta terapia de uma forma segura com equipamentos com servocontrole e na nossa experiência usando calor por convecção.

O tratamento convencional da encefalopatia hipóxico isquêmica até poucos anos atrás era a única alternativa terapêutica para esta patologia, e sabidamente com resultados muito limitados principalmente nos quadros moderados e graves; durante esse período a ideia era uma terapia de suporte para garantir a sobrevida do paciente e após isto avaliar o impacto neurológico da doença no recém-nascido, isto muda sobremaneira com o advento da hipotermia e terapêutica e uso de novas drogas neuroprotetoras.

Hoje temos bem estabelecido que na parte convencional do tratamento devemos buscar sermos o mais fisiológico possível; no tocante a ventilação mecânica (condição fundamental se optarmos pelo uso da hipotermia terapêutica) devemos evitar a hipóxia que pode agravar o insulto hipóxico isquêmico e a hiperóxia que pode causar o estresse oxidativo com desencadeamento de processos inflamatórios que podem ser muito danosos a pulmões, coração e outros órgãos. Evitar a hipercapnia que aumenta o fluxo sanguíneo cerebral e, portanto, aumenta o risco de hemorragia peri-intraventricular, ou a hipocapnia que diminui o fluxo sanguíneo cerebral e pode agravar o insulto hipóxico isquêmico; evitar o uso de expansões rápidas de volume assim como o uso criterioso de agentes pressóricos pelo mesmo risco de hemorragia peri-intraventricular. Fazer o controle rigoroso de cálcio, magnésio, glicose evitando manifestações clínicas decorrentes das suas alterações; sedação continua sendo que usamos como droga de escolha o Fentanyl 1 a 5µg/kg/h e se necessário associamos o uso do hidrato de cloral 10-20mg/kg oral ou retal; controle das crises convulsivas e neste quesito dispormos de um a E.E.G pode nos ajuda muito no diagnóstico de crises convulsivas sem manifestações clínicas; a droga de escolha que temos usado é o Fenobarbital 15-20mg/kg/dose no ataque lento em 20 minutos a 60 minutos de tempo de administração e como manutenção 5mg/kg 12/12 hs, drogas alternativas seriam a difenilhidantoina, topiramato, lidocaína e ac.

Valpróico. Fica o alerta para evitarmos a todo custo o uso do Midazolan como sedativo em geral em neonatologia, pelo seu efeito neurotóxico e nefrotóxico, seu uso deveria ficar restrito à presença de crises convulsivas de difícil controle.

É recomendável que mantenhamos uma discreta restrição hídrica no sentido de evitarmos sobrecarga renal e em relação à alimentação nossa recomendação é que se após 24 horas de evolução do quadro não surgirem sinais clínicos de enterocolite necrozante iniciemos com dieta enteral mínima.

O uso de drogas vasoativas como Dopamina ou dobutamina fica condicionado a presença de quadros de bradicardia severa (< 80bat/min) que podem ocorrer com certa frequência em quadros graves e/ou quando em uso da hipotermia terapêutica ou quadros de hipotensão arterial que requeiram a intervenção para o seu controle, ressaltando a preferência de uso de agentes vasoativos a expansões rápidas com volume pelo risco de hemorragia peri-intraventricular.

CAPÍTULO 4

Hipotermia Terapêutica: Formas de Adminstração, Cuidados de Enfermagem e Outras Terapias Neuroprotetoras

O uso da hipotermia terapêutica em humanos é algo que desde a muito tempo mexe com o imaginário das pessoas; a ideia de baixarmos a temperatura do corpo para preserva-lo vivo sempre soou como algo de ficção cientifica, chegando a ser tema de alguns filmes. Dispormos desta técnica no nosso dia a dia é algo que seria inacreditável até alguns anos atrás.

A seguir apresentaremos um pouco da história, definição, indicações, como funciona a hipotermia terapêutica além da sua técnica e das diferentes formas de uso e finalmente as opções terapêuticas que poderíamos incorporar à hipotermia terapêutica para potencializar seus benefícios.

História – O uso de hipotermia como uma tentativa de terapia é descrita pela primeira vez em 1812 (a mais de 200 anos) durante as guerras de Napoleão Bonaparte pelo Barão de Larrey[7] para aliviar os sintomas de amputação de membros e terapia de feridas; ou seja usada desde à muito, ainda que os resultados demoraram a surgir. Apenas em 1941com Fay e Smith[8] demonstraram bons resultados na terapia de adultos com traumatismo craniano; no início dos anos oitenta é que se desenvolveram estudos com equipamento mais adequado e menos onerosos, até que em 2002 com a recomendação da American Heart Association e da European Resuscitation Council 2003, para o uso de hipotermia terapêutica em adultos após a parada cardíaca como uma maneira de evitar sequelas neurológicas.

Em recém-nascidos a primeira utilização é descrita nos estudos Gunn et al.[9] onde se avaliou um grupo de 22 recém-nascidos com encefalopatia hipóxico- isquêmica, com melhores resultados neurológicos no grupo de 12 crianças tratadas com hipotermia terapêutica corporal total, comparados com o grupo controle de 10 crianças.

Definição – Hipotermia terapêutica é definida como uma diminuição controlada da temperatura corporal, com esta definição fica claro como é difícil fazer-se esta terapia particularmente em recém-nascidos; sobretudo com o alerta de Adolph em 1956 de que esta terapia tem dois efeitos fisiológicos evidentes, prolongar a vida ou abrevia-la.

Indicações – Os estudos em meta-análise de Jacobs et al.[10] com mais de 1.500 recém-nascidos tratados confirmam a diminuição da mortalidade sem o aumento de sequelas neurológicas em recém -nascidos com encefalopatia hipóxico isquêmica moderada, quando iniciada na chamada janela terapêutica, ou seja nas primeiras seis horas após o insulto hipóxico isquêmico, quando começa o fenômeno de reperfusão. Esta definição do tempo da chamada janela terapêutica foi feita a partir de estudos em animais, assim creio que temos que ter muito cuidado com a ideia de basear-nos apenas no tempo para decidirmos o uso da hipotermia terapêutica. Outra meta-análise de Tagin et al.[11] confirmou o mesmo efeito benéfico do estudo anterior, mas também em recém-nascidos com encefalopatia hipóxico isquêmica grave.

Estudos muito recentes de Gagne-Loranger et al.[12] 2015, e de Murray et al.[13] 2016, levantam a possibilidade de usar-se também a hipotermia terapêutica em recém-nascidos com encefalopatia hipóxico isquêmica leve, vista a alta incidência de sequelas neurológicas neste grupo (por volta de 40%).

Como trabalha a Hipotermia terapêutica - Analisando, a nível celular, o que ocorre após o insulto hipóxico isquêmico, o que vemos é uma excessiva liberação de glutamato, ao começar o fenômeno de reperfusão (cerca de seis horas após o insulto) o íon Ca^{++} que estava no extracelular entra no neurônio ativando proteases e radicais livres levando a fragmentação do DNA e do neurônio e à apoptose neuronal que é a morte neuronal programada.

Ao instituirmos a hipotermia terapêutica, se reduz a liberação de aminas excito tóxicas, diminui o edema celular, acelera-se o fenômeno de reperfusão, diminuindo o metabolismo cerebral e aumentando o nível de oxigênio nos tecidos. Além disto se prolonga a redução do fluxo sanguíneo cerebral, o que está associado a melhores resultados neurológicos; por fim previne-se a lesão mitocondrial e inibe-se a liberação da enzima caspase 3 que está associada a morte neuronal.

Tipos de hipotermia terapêutica - Há duas maneiras de fornecer hipotermia terapêutica; hipotermia corporal total (onde se resfria todo o corpo, ao mesmo tempo) e a hipotermia segmentar (onde o segmento cefálico é resfriado a uma temperatura diferente da temperatura do segmento corporal). Embora, em teoria, a hipotermia total do corpo deveria ser melhor do que a segmentar (o insulto hipóxico isquêmico impacta em todos os órgãos do corpo), os estudos em meta-análise de medicina baseada em evidências, não foram capazes de identificar uma forma de hipotermia terapêutica mais vantajoso do que outra[4,5].

COMO MANEJAR A HIPOTERMIA TERAPÊUTICA

A técnica

O estudo de Robertson et al.[14] mostrou a melhor técnica para a gestão da hipotermia terapêutica; neste estudo, a técnica foi dividido em três fases, a fase I quando a temperatura do corpo do recém-nascido é diminuida da sua temperatura usual (em torno de 36,5°C) para uma faixa entre 33 e 34°C sendo o ideal é que isso seja feito em cerca de 30 minutos. Em nossa experiência de mais de 50 crianças tratadas não acreditamos que o tempo de 30 minutos nesta fase seja o mais importante nesta terapia; na Fase II fase de manutenção, temos de manter a temperatura corporal (medida pelo termômetro esofágico ou termômetro retal) na estreita faixa de 33 e 34°C durante 72 horas, em nossa opinião esta é a fase crítica para termos bons resultados e é o mais difícil de se executar quando não dispomos de dispositivos servo controlados que garantam um rigoroso controlo de temperatura central; Fase III que consiste no requecimento do recém-nascido, após 72 horas, a uma taxa de aumento da temperatura corporal não superior a 0,5°C por hora (ideal cerca de 0,3/hora) nesta fase, a taxa de aumento da temperatura corporal central também é muito importante e também muito difícil de se controlar, se não dispomos de um bom controle da temperatura do microambiente. Para resumir a nossa experiência diz-nos que o caminho ideal para a hipotermia terapêutica é com dispositivos servo-controlados, com controle de temperatura rigorosa do microambiente e controle, portanto, rigoroso da temperatura central do recém-nascido.

Formas de oferecer hipotermia terapêutica

Creio ser fundamental uma boa compreensão deste tópico se desejamos ter bons resultados com esta terapia; existem algumas formas distintas de oferecer a terapia, com resultados muito diversos; a forma passiva (em que deixamos diminuir,passivamente a temperatura corporal central), com gelo, bolsas de água gelada, ar condicionado e outras formas rudimentares, essas formas trouxeram muito entusiasmo no início; o primeiro estudo feito com gelo (Ice trial) teve como autora principal Susan Jacobs (Jacobs et al.[15]) da Austrália e participaram do estudo centros de Nova Zelândia, Canadá e Estados Unidos; este estudo e outros dez estudos fazem parte da meta análise da mesma autora (Jacobs et al.[10]) que mostraram a diminuição da mortalidade sem o aumento da sequela neurológica; nesta meta análise se misturam estudos de hipotermia terapêutica passiva, com gelo, com capuz para resfriamento do polo cefálico e colchões com e sem servo controle.

Importante ressaltar quem em outra meta análise feita por Pauliah et al.[16] de estudos feitos em países pobres e/ou em desenvolvimento (os que mais se entusiasmaram com as técnicas de baixo custo-passiva, gelo e outras), o uso destas técnicas foram incapazes de diminuir a mortalidade e tiveram alta incidência de sequelas neurológicas.

Em outro estudo de Montaldo et al.[17], os autores discutem a chamada "perda da tradução da hipotermia terapêutica" nos países pobres e/ou em desenvolvimento, ou seja porque funciona bem em países desenvolvidos e não nestes outros países; na opinião dos autores isto ocorre isto ocorre em razão das técnicas utilizadas, no caso da hipotermia passiva se reportou uma incidência de excesso de resfriamento (temperatura central < 32ºC) "overcooling" em mais de 1/3 dos bebes tratados, o que sem dúvida prejudica muito os resultados, neste mesmo estudo se comenta que é improvável que a temperatura desejada possa ser mantida somente com a hipotermia passiva.

Ainda neste estudo se comenta o uso da técnica com gelo e água gelada, aonde observaram uma grande flutuação da temperatura desejada, quando não dispunham de enfermeiras experientes acompanhando de perto os pacientes.

Em outro estudo que fez parte da meta análise de Jacobs et al.[10], Gluckman at al.[18] envolveu 218 recém-nascidos, usando como técnica um capuz por onde passava um liquido a baixas temperaturas (calor por condução) e necessitava- se manter uma temperatura do polo cefálico cerca de 4ºC mais baixa que o restante do corpo, com o uso de um berço de calor radiante (calor por radiação) para controle da temperatura do polo corporal. Ainda que este estudo provou ser capaz de baixar a mortalidade e sequelas neurológicas, se observou uma grande dificuldade em manter a diferença de quatro graus entre o polo cefálico e o polo corporal, com uma grande flutuação da temperatura desejada.

No estudo de Shankaran et al.[19] com 239 crianças, dois colchões foram usados com um sistema de servo controle, e embora houvesse flutuação da temperatura desejada (calor por condução), os resultados foram uma diminuição da mortalidade e sequelas neurológicas em crianças tratadas com hipotermia terapêutica desta forma. Este estudo é também parte da meta- análise de Jacobs et al.[10]. Outro estudo que faz parte da mesma meta-análise é estudo Azzopardi et al. (TOBY TRIAL)[20], onde colchões também são utilizados, mas sem servo controle, com 325 crianças envolvidas, o estudo também foi capaz de diminuir a mortalidade e reduzir a incidência de sequelas neurológicas, mas também ocorreu uma grande flutuação da temperatura desejada.

Observaram-se nos estudos de Grass et al.[21] e TOBY[20] 2,8% de incidência de necrose de subcutâneo em crianças com encefalopatia hipóxico-isquémica tratadas com hipotermia terapêutica com calor por condução.

Presumivelmente, há um risco acrescido desta patologia em crianças com encefalopatia hipóxico-isquémica tratadas com hipotermia terapêutica com calor por condução.

Outra maneira de fornecer a hipotermia terapêutica é com calor por convecção, esta técnica foi apresentada pela primeira vez pelo nosso grupo com a unidade neonatal de fluxo laminar (Neonatflow – Figura 3 e Foto 1) desenvol-

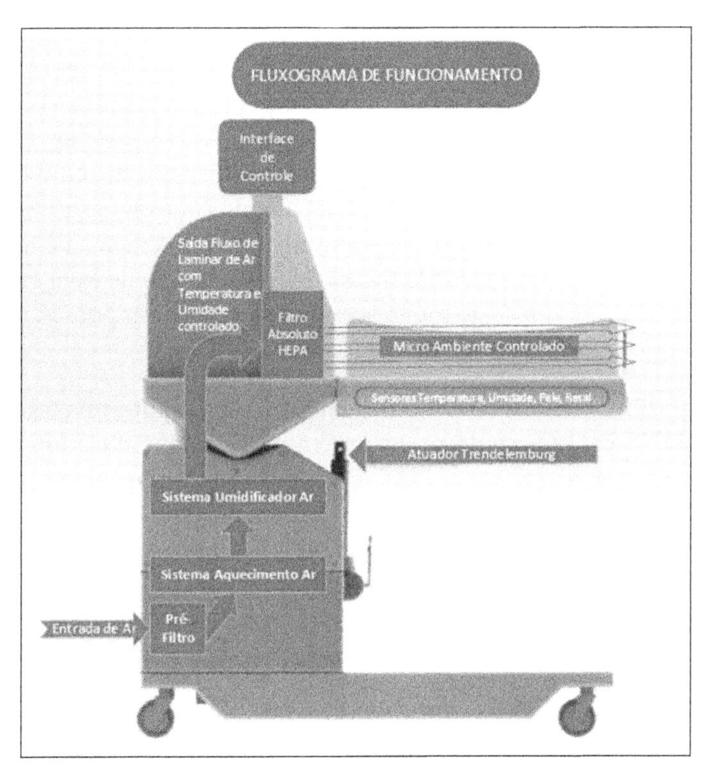

FIGURA 3 Neonatflow.

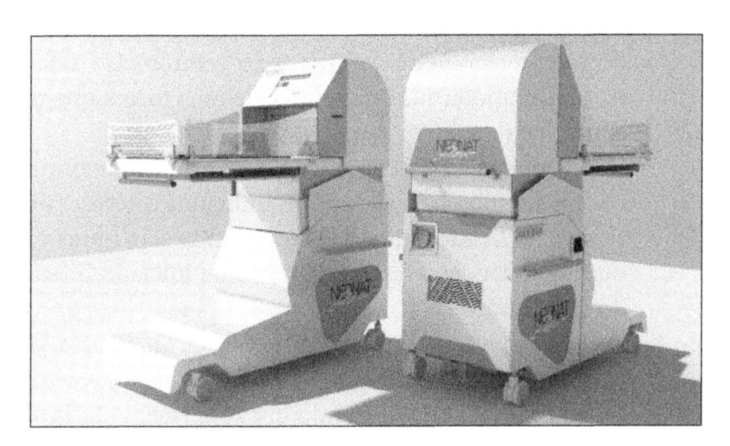

FOTO 1 Neonatflow.

vido em São Paulo, Brasil; nossos estudo publicados com este equipamento[22,23,24,25] mostraram uma mortalidade semelhante às meta-análise publicadas e uma incidência algo menor de sequelas neurológicas. Administrando hipotermia com calor por convecção não tivemos nenhum caso de necrose de subcutâneo; acreditamos que esta possa ser uma excelente maneira de administrar-se a terapia, além de ser capaz de substituir incubadoras ou berços de calor radiante com um custo muito acessível para os países pobres e/ou em desenvolvimento.

Cuidados de enfermagem durante a hipotermia terapêutica – Os cuidados aos recém-nascidos durante a hipotermia terapêutica serão distintos, de acordo com o equipamento que se está oferecendo a hipotermia terapêutica (já discutimos que o ideal é fornecer-se a terapia com um equipamento com servo controle, podemos começar de uma forma passiva evitando a hipertermia que é muito prejudicial ao recém-nascido)

Se estamos na sala de parto e nosso paciente tem sinais claros de EHI moderada ou grave, e estamos usando um berço de calor radiante, devemos desliga-lo imediatamente para induzirmos uma hipotermia na forma passiva; se estamos em uso da unidade neonatal de fluxo laminar podemos iniciar a hipotermia de uma forma servo controlada trocando-se o termômetro de pele pelo termômetro retal e iniciando a hipotermia terapêutica de uma forma estritamente controlada.

A hipotermia terapêutica deve ser iniciada o mais precocemente possível, assim que tenhamos a certeza diagnóstica da EHI, idealmente nas primeiras seis horas de vida, durante a janela terapêutica, antes de iniciado o fenômeno de reperfusão.

Já comentamos sobre as três fases da terapia, a fase I quando diminuímos a temperatura central do recém-nascido ao redor de 33.5°C, sendo que esta fase poderia ser feita de uma forma ativa (o ideal) ou de uma forma passiva (menos controlada); a fase II quando devemos manter a temperatura do recém-nascido em uma margem estreita entre 33-34°C, sendo fundamental nesta fase o uso de equipamentos servo controlados evitando-se a flutuação da temperatura; e finalmente a fase III quando se reaquece o recém-nascido em uma velocidade não superior a 0,5°C/hora, o que sem dúvida também exige um equipamento com servocontrole.

Fundamental manter a cabeça na linha média, evitando a flexão ou a hiperextensão do pescoço; evitar estímulos acústicos e luminosos, se possível manter o recém-nascido com sonda vesical.

Se usamos equipamento com termômetro esofágico este deve estar dois dedos acima do esterno, se usamos termômetro retal este deve estar introduzido em torno de 5 cm no reto.

O ideal é dispormos de um aE.E.G para monitorar a atividade neurológica do recém-nascido, seja no período do diagnóstico da EHI seja durante a hipotermia terapêutica. Lamentavelmente os custos deste equipamento ainda são altos para países pobres e/ou em desenvolvimento.

OUTRAS TERAPIAS NEUROPROTETORAS

Se analisarmos a meta-análise de Jacobs[10], vemos uma taxa de mortalidade de 28,99% e uma incidência de sequelas neurológicas em torno de 29,4%, ou seja somando-se teremos em torno de 58, 39% das crianças tratadas com hipotermia com resultados negativos; na meta-análise de Tagin et al.[11] a soma de resultados negativos é de 45,58% e nos nossos estudos (Perez et al.[24]) atingem 40,7%. Como vemos mesmo com o melhores resultados analisados temos entre 40-50% das crianças tratadas com hipotermia terapêutica que evoluem para o óbito ou com sequelas neurológicas.

Claro está que temos que potencializar a ação neuroprotetora da hipotermia terapêutica com o uso de outras terapias que melhorem estes resultados; muitos estudos têm sido realizados em países desenvolvidos, infelizmente, nos países pobres ou em desenvolvimento estão um passo atrás, ainda lutando para implementar a hipotermia terapêutica de maneira adequada.

No estudo de Hessel et al.[26] o autor diz que não está claro o benefício da hipotermia terapêutica em crianças com sepse ou resultante de uma gravidez com corioaminionite; tem havido muita discussão sobre pós condicionamento isquêmico remoto, onde a tolerância endógena do cérebro pode ser ativada através de um fenômeno hipóxia/reperfusão iniciado imediatamente após o estímulo do insulto hipóxico isquêmico. A terapia de hipotermia, o uso de melatonina, eritropoietina e canabinóides são exemplos de como podemos complementar a resposta endógena ao insulto hipóxico-isquêmico e obter um total efeito neuroprotetor. A melatonina é conhecida por sua importância na adaptação do ritmo circadiano, os níveis de melatonina de aumentam na forma endógena após insulto hipóxico-isquêmico e a administração de melatonina confere proteção ao cérebro; da mesma forma que a melatonina, eritropoietina e canabinóides endógenos são aumentadas após insulto hipóxico-isquêmico, estando assim envolvidos com a neuroproteção. A melatonina é lipofílica e hidrofílica, cruzando facilmente as barreiras das membranas biológicas e além estar envolvida na regulação do ciclo circadiano também tem influência sobre o crescimento, desenvolvimento, reprodução e a resposta imune das células cerebrais, tendo um efeito antioxidante, anti-inflamatório e anti-apoptótico, promovendo um desenvolvimento neuronal e glial. tecidos cerebrais em desenvolvimento são muito sensíveis a ação deletéria de radicais livres; a ação antioxidante da melatonina inclui regulação positiva de enzimas antioxidantes e preservação da integridade mitocondrial, melhorando a falha da energia cerebral secundária e a apoptose neuronal. A melatonina é uma neuroterapia muito segura, sendo usado em estudos com animais e em um estudo randomizado em 30 recém-nascidos com EHI, com um grupo de pacientes tratados com hipotermia terapêutica e o outro grupo com hipotermia associada a melatonina por via oral (10 mg/kg/dia) durante 5 dias, com melhores resultados neurológicos, aos 6 meses de idade, no grupo tratado com hipotermia terapêutica associada à melatonina.

A Eritropoietina (Epo) assim como a melatonina e os canabinóides têm um papel importante no desenvolvimento do cérebro e na neuroproteção; receptores de Epo são localizados ao longo do sistema nervoso central, nos neurónios, na glia e células endoteliais. A Eritropoietina é fundamental na resposta orgânica às injurias neurológicas como o insulto hipóxico-isquêmico; em que observamos um aumento significativo nos níveis de eritropoietina depois de breve hipoxia com uma redução de danos neurológicos frente uma segunda agressão hipóxica. Este efeito pode ser replicado com a administração de eritropoietina exógena; alguns estudos clínicos e pré-clínicos estão usando-a como neuroprotetor e pelo seu efeito regenerativo além de ação anti-oxidativa, anti-apoptótica e anti-inflamatória, mas também a epo estimula a angiogênese, a neurogênese e a oligodendrogenesis. Estudos em animais de termo e prematuros que sofreram um insulto hipóxico isquêmica utilizando Epo resultou em uma diminuição na perda de volume cerebral e melhor resultado cognitivo e neurológico. A dose ideal e os melhores períodos de administração ainda estão sendo estudados.

No que diz respeito aos canabinóides alguns estudos demonstraram que assim como a melatonina os endocannabinoides estão muito envolvidos no desenvolvimento do sistema nervoso central fetal; também frente a um insulto hipóxico-isquêmico há um aumento expressivo dos endocanabinóides, demonstrando a sua participação no sistema de neuroprotetor endógeno. Não foram identificados relatos do uso de canabinóides exógenos associados à hipotermia terapêutica em recém-nascidos com EHI.

Devemos lembrar que a associação inflamação (PIH) e infecção associada com EHI, potencializa o dano ao recém-nascido; situação em que apenas a hipotermia terapêutica, geralmente não é suficiente para evitar danos neurológicos..A associação de canabinóides, melatonina ou eritropoietina podem potencializar os resultados da hipotermia terapêutica, desde que feita de uma maneira adequada.

Em conclusão a este capítulo me parece claro que as equipes de saúde de assistência perinatal de países pobres ou em desenvolvimento tem que trabalhar muito fortemente para diminuir a distância que há entre estes países e os países desenvolvidos; o caminho principal é desenvolver estratégias terapêuticas com custos compatíveis para países sem tantos recursos econômicos.

CAPÍTULO 5

Conclusão

Sem dúvida alguma observamos uma grande transformação no prognóstico de nossos pacientes com o avanço nas técnicas de diagnóstico e terapia da encefalopatia hipóxico isquêmica neonatal nos últimos anos. Disseminar estas terapias seja em países desenvolvidos e em países pobres e/ou em desenvolvimento é um grande desafio, uma luta à qual todos os profissionais da área devem estar engajados, Vejo com muito otimismo estudos com novas drogas e suplementação dietética que podem melhorar muito o prognóstico desta doença; entretanto fica para mim muito claro que um diagnóstico precoce e uso da hipotermia terapêutica são avanços que vieram para ficar.

Convido a todos os profissionais, que trabalham com estes pacientes e suas famílias a que unamos esforços no sentido de oferecermos uma vida com mais dignidade aos nossos pacientes, isto sem dúvida trará uma melhora de qualidade de vida ao paciente e sua família, com reflexos em toda a sociedade.

Bibliografia

1. Perez, JMR. Correlation between Apgar score and hipoxic-ischemic encephalopathy. Correlação entre escore de Apgar e encefalopatia hipóxico-isquêmica Rev AssocMed Bras 2015; 61 (3):1
2. Almeida MFB, Guinsburg R, Santos RM, Moreira LMO, Anchieta LM, Daripa M; Coordenadores Estaduais do Programa de Reanimação Neonatal da SBP. Brasil, 2005 e 2006: cinco recém-nascidos a termo sem malformações congênitas morrem com asfixia ao nascer a cada dia. In: XX Congresso Brasileiro de Perinatologia; 2010 Nov 21-24; Rio de Janeiro, RJ.
3. Sarnat H B, Sarnat M S. Neonatal Encephalopathy Following Fetal Distress. Obstetrical and Gynecological Survey 04/1977; 32 (5):295.
4. Thompson CM, Puterman AS, Linley LL, Hann FM, van der Elst CW, Molteno CD, Malan AF: The Value of a scoring system for hypoxic ischaemic encephalopathy in predicting neurodevelopmental outcome. Acta Paediatrica 1997, 86 (7):757-761.
5. Garcia-Alix A., Martin-Ancel A, Gaya F., Cabanas F., Burqueros M, Quero J. Multiple organ involvement in perinatal asphyxia. J Pediatr. 1995 Nov;127 (5):786-93
6. Perez J.M.R,. Golombek S., Sola. A. Escore clinico de encefalopatia hipóxico-isquêmica da sociedade ibero Americana de neonatologia (Siben): uma nova proposta para seu Diagnóstico e manejo perinatal. RAMB-2015-0103
7. Polderman KH. Application of therapeutic hypothermia inthe ICU: opportunities and pitfalls of a promising treatment modality. Part 1: Indications and evidence. Intensive Care Med. 2004; 30: 556-575

8. Fay T. Observations on generalized refrigeration in cases of severe cerebral trauma. Assoc Res Nerv Ment Dis Proc. 1943;24:611-9
9. Gunn A.J. et al. Selective Head Cooling in Newborn Infants After Perinatal Asphyxia: A Safety Study. Pediatrics October 1998, VOLUME 102
10. Jacobs, S. et al. Cochrane Review: Cooling for newborns with hypoxic ischaemic encephalopathy. First published: 10 December 2008
11. Tagin, M. et al. Hypothermia for Neonatal Hypoxic Ischemic Encephalopathy Updated Systematic Review and Meta-analysis Arch Pediatric Adolescent Med 2012
12. Gagne-Loranger, M. et al. Newborns referred for therapeutic hypothermia: association between initial degree of encephalopathy and severity of brain injury. Amer j perinatol 2015
13. Murray et. Al. Early EEG grade and outcome at 5 years after mild neonatal Hypoxic Ischemic Encephalopathy. Pediatrics volume 138 number 4, October 2016
14. Robertson, N.J. et al. Seminars in Fetal & Neonatal Medicine-15 (2010).
15. Jacobs, S.E. et al. Whole-Body Hypothermia for Term and Near-Term Newborns With Hypoxic-Ischemic encephalopathy Randomized Controlled Trial. Arch Pediatric Adolescent Med. 2011;165 (8):692-700. doi:10.1001/archpediatrics.2011.43
16. Pauliah, S.S. et al. Therapeutic Hypothermia for neonatal Encephalopathy in Low -and Middle-Income Countries: A Systematic Review and Meta- Analysis. PLOS 2013
17. Montaldo, P. et. al. Cooling in low resource environment: Lost in translation. Seminars in Fetal & Neonatal Medicine 2014 1-8
18. Gluckman at al. (cool cap trial) et. al. Selective head cooling with mild systemic hypothermia after neonatal encephalopathy: multicenter randomized trial. Lancet 2005;365:663–70
19. Shankaran et al. (NICHD TRIAL) Whole-Body Hypothermia for Neonates with Hypoxic–Ischemic Encephalopathy. N Engl J Med 2005; 353:1574- 1584October 13, 2005DOI: 10.1056/NEJMcps050929

20. Azzopardi, D. et al. (Toby Trial) Whole body hypothermia for the treatment of perinatal asphyxia encephalopathy: A randomized controlled trial. BMC 2008
21. Grass, B. et. al. Subcutaneous fat necrosis in neonates with hypoxic ischaemic encephalopathy registered in the Swiss National Asphyxia and Cooling Register. BMC Pediatrics 2015
22. Perez J.M.R. et al. A laminar flow unit for the care of critically ill newborn infants. Med Devices 2013; 6: 163–7
23. Perez, J.M.R, et al. Treating Hypoxic Ischemic Encephalopathy With Hypothermia. Neoreviews vol. 16 nº July 2015
24. Hassell, K.J et al. New horizons for newborn brain protection: enhancing endogenous neuroprotection. Arch Dis Child Fetal Neonatal Ed. 2015 Nov; 100 (6)